Miguel Ángel Carvajal Sánchez
Francisco Barreiro García
Mireia López Tornero

Nutrición Humana y Salud

Miguel Ángel Carvajal Sánchez
Francisco Barreiro García
Mireia López Tornero

Nutrición Humana y Salud

Formando a Profesionales Sanitarios

PUBLICIA

Cover image: www.ingimage.com

Publisher:
PUBLICIA
is a trademark of
Dodo Books Indian Ocean Ltd., member of the OmniScriptum S.R.L Publishing group
str. A.Russo 15, of. 61, Chisinau-2068, Republic of Moldova Europe
Printed at: see last page
ISBN: 978-3-639-55423-6

NUTRICIÓN HUMANA Y SALUD

FORMANDO A PROFESIONALES SANITARIOS

Autores:

Miguel Ángel Carvajal Sánchez

Francisco Barreiro García

Mireia López Tornero

La nutrición desempeña un papel fundamental en el mantenimiento y la mejora de la salud de los seres humanos.

Se trata de una disciplina tremendamente amplia, con distintos ámbitos de aplicación. Esta obra se compone de 5 capítulos, que incluyen revisiones bibliográficas de actualidad, elaboraciones culinarias con su correspondiente análisis nutritivo desde una perspectiva científica y el diseño de un proyecto de educación nutricional.

Todo este material resultará de utilidad para formar en materia de nutrición al profesional sanitario y conseguir una visión más amplia en su papel como agente de salud.

INDICE

CAPÍTULO 1. Papel de la nutrición durante el climaterio en el paciente con migraña. 7

CAPÍTULO 2. Selenio: propiedades biológicas, patologías relacionadas y epidemiología en España 19

CAPÍTULO 3. Elaboración de un plato tradicional desde el punto de vista de la tecnología culinaria. Descripción científica de los procesos de cocinado y análisis nutricional. 29

CAPÍTULO 4. Elaboración detallada de un entrante culinario. Análisis nutricional y ficha técnica. 42

CAPÍTULO 5. Creación de un proyecto de Educación Nutricional. Programa "Envivecimiento" en una residencia de ancianos. 50

CAPÍTULO 1

Papel de la nutrición durante el climaterio en el paciente con migraña.

1. Introducción

La migraña es un trastorno neurológico caracterizado por sufrir crisis de manera episódica y recurrente, que se presentan habitualmente con cefalea que suele asociarse a hipersensibilidad a los estímulos externos (visuales, auditivos, olfatorios y cutáneos), náuseas y vómitos. La migraña puede considerarse un proceso crónico.

Es un trastorno frecuente que afecta principalmente a las mujeres, llegándose a encontrar hasta el triple de incidencia que en hombres. Se estima más del 10% de la población adulta occidental sufre migraña. (1) A nivel mundial se trata de la sexta enfermedad más prevalente (2). En nuestro país tiene también una importante repercusión, siendo el trastorno neurológico con mayor prevalencia en España. (3)

A pesar de ser una enfermedad con síntomas transitorios, representa un importante problema de salud y es de los motivos más frecuente de consulta neurológica. En primer lugar por su alta prevalencia, y por otro, por la limitación para la realización de las actividades habituales durante las crisis tanto en pérdida de días de trabajo, como en la reducción de la productividad en las funciones laborales y pérdida de tiempo en actividades no laborales. (4)

Las últimas investigaciones indican que la migraña aumenta su incidencia conforme las mujeres se acercan a la menopausia. (5) Esta sintomatología, sumada a los múltiples cambios fisiológicos y hormonales que acontecen a la perimenopausia, puede ser altamente incapacitante y debilitar la calidad de vida de las mujeres afectadas.

Las medidas para prevenir y tratar estos síntomas son muy diversas. Dentro de estas medidas se encuentran el ejercicio, el descanso diario, el uso de fármacos (para la prevención y las crisis agudas) y los factores dietéticos. (6)

2. Objetivos

- En el presente trabajo describiremos la etiología y la sintomatología de la migraña.
- Analizaremos los cambios que se producen en las mujeres en el periodo del climaterio.
- Estudiaremos los requerimientos nutricionales de las mujeres en esta etapa de la vida.
- Analizaremos el papel de la dieta y de los distintos nutrientes en el desarrollo de la migraña, así como el efecto que pueden tener para prevenir y paliar los síntomas.
- Trataremos de obtener una visión conjunta de las necesidades nutricionales particulares que pueden tener las mujeres perimenopáusicas y menopáusicas que sufran migraña. Así, como nutricionistas estableceremos qué recomendaciones nutricionales y de hábitos de vida podemos dar a las personas que se encuentren en esta situación conjunta particular.

3. Antecedentes bibliográficos

a) La migraña

La migraña es una cefalea primaria caracterizada por episodios recurrentes de dolor, de 4 a 72 horas de duración, que se acompaña de síntomas gastrointestinales y autonómicos. La cefalea suele ser de intensidad moderada a grave, unilateral y pulsátil; suele acompañarse de náuseas, fonofobia y fotofobia. En un 30% de los pacientes la cefalea es precedida por síntomas neurológicos focales transitorios (generalmente visuales o sensoriales) que suelen preceder o acompañar a la cefalea y se denominan aura. (7)

Su diagnóstico es clínico. Se manifiesta en forma de crisis o ataques, y entre éstos, el paciente se encuentra asintomático. La frecuencia de los episodios es variable, pudiendo oscilar entre uno al año y varios por semana.

Como hemos descrito anteriormente, es un trastorno frecuente, con mayor prevalencia en mujeres (2-3 veces más frecuente que en hombres), que afecta al 11-13% de la población adulta occidental. Con respecto al impacto que tiene tanto a nivel personal como en términos socioeconómicos, la migraña es la sexta enfermedad más prevalente de acuerdo al Estudio de la Carga Global de las Enfermedades 2016, y en términos de años de vida vividos con discapacidad ocupa el segundo lugar, suponiendo una especial carga para las mujeres.

En nuestro país es una patología que también tiene una elevada prevalencia. Según la Sociedad Española de Neurología, más 5 millones de españoles padecen migraña, siendo el trastorno neurológico más prevalente en España.

La causa que origina la migraña es poco clara y multifactorial. Hay evidencias que demuestran que la fisiopatología de la migraña implica factores de respuesta inmunológica y del estrés oxidativo. (8) Otros estudios han relacionado los ataques de migraña con el estilo de vida y /o hábitos alimentarios.

b) El climaterio

El climaterio es un periodo de transición que se prolonga durante años, antes y después de la menopausia, como consecuencia del agotamiento ovárico. Este agotamiento lleva asociado una disminución en la producción de estrógenos y pierde con los años la capacidad para producir hormonas, folículos y ovocitos. (9)

Se considera que una mujer es menopáusica cuando está un año sin menstruar sin que haya presencia de embarazo. Esto suele suceder de los 45 a los 55 años de edad.

Durante el climaterio se producen una serie de cambios físicos y psíquicos que repercuten a nivel del sistema nervioso, cardiovascular, endocrino, de las mucosas y de la piel. Se tiende a perder masa ósea y se dan alteraciones en el metabolismo de los lípidos. (10)

c) Papel de la dieta y los hábitos saludables en el climaterio.

Durante el climaterio se pueden realizar una serie de cambios alimentarios que contribuyan a prevenir y controlar algunos de los problemas que pueden presentarse durante este periodo.

El peso es un factor que se ha de tener en cuenta, recomendándose un IMC de 18,5 a 25. (10)

Es recomendable tomar una dieta equilibrada con aportes elevados de calcio. Se debe garantizar un aporte de 1000 a 1500 mg al día, dependiendo de si la paciente está en tratamiento con terapia hormonal sustitutiva.

Es conveniente que la dieta se fraccione en 4 o 5 tomas al día para facilitar la digestión.

Respecto a la proporción de macronutrientes:

- Las proteínas deben aportar un 10-15% de la ingesta.
- Los lípidos no deben aportar más del 30-35% de la ingesta total. Hasta un 7% serán ácidos grasos saturados y menos del 10% poliinsaturados. Así, puede ser recomendable disminuir el consumo de grasa animal e

incentivar el consumo de pescado y de aceites de semilla. No debemos realizar un aporte de colesterol mayor a 300 mg al día.

- Los hidratos de carbono deben aportar el 55-60% de las necesidades energéticas diarias. Es recomendable aumentar los hidratos de carbono complejos en detrimento de los azúcares simples.

La fibra debe tenerse en cuenta en la dieta, recomendándose un consumo de 25 a 30 gramos al día. La sal no debe superar los 6 gramos al día. (10)

La actividad física periódica y una exposición solar de forma regular también resultan muy recomendables.

d) La dieta en la migraña

A continuación vamos a evaluar el papel que tienen distintos alimentos, vitaminas, oligoelementos y plantas medicinales en el desarrollo de la migraña:

Alimentos particulares: Está ampliamente estudiado que la dieta tiene una relación directa con la migraña. Así, debemos tener precaución con el consumo de ciertos alimentos que contienen componentes desencadenantes de estos ataques, como son: feniletilamina (presente en el vino, chocolate y algunos quesos), tiramina (vino tinto y queso curado), aspartamo (bebidas o alimentos sin azúcar o light), nitratos y nitritos (carnes crudas y procesadas, en mayor grado), glutamato monosódico, cafeína y etanol. (11)

El papel de la grasa: hay controversia respecto a la cantidad de grasa que es conveniente ingerir en los pacientes con migraña. Según ciertos estudios, una dieta baja en grasa puede disminuir también el número de ataques de migraña, aunque no todos los autores coinciden. Es posible que sea más importante el tipo y el origen de la grasa que la cantidad de ella. La ingesta de aquellas grasas que en su metabolismo originen mayores niveles de prostaglandina E1 no sería recomendable, ya que esta sustancia provoca una vasodilatación que puede desencadenar ataques de migraña. (12)

Consumo de dieta de perfil cetogénico (alta en grasa, moderada en proteínas y baja en hidratos de carbono): durante el primer mes de consumo de este tipo de dieta se ha observado una reducción de la frecuencia de los ataques de migraña. Sin embargo, existe un riesgo de aumento de la presión arterial renal y alteraciones tiroideas. Así, habría que valorar cuidadosamente beneficios y riesgos al aplicar una dieta cetogénica en los pacientes migrañosos. (13)

Vitamina D: los niveles de vitamina D pueden tener un papel clave en la migraña ya que está implicada en la regulación del sistema inmune y la resolución de la inflamación (14)

Vitaminas del grupo B: se ha evidenciado que los pacientes con migraña suelen tener niveles bajos del complejo B (vitamina B2, B9, B12 y / o B6) y la ingesta del complejo B es una buena opción para prevenir la migraña. (15)

Folatos: la suplementación de folatos reducen los niveles de homocisteína y, consecuentemente, la frecuencia y la gravedad de los ataques de migraña. La homocisteína se ha referenciado que puede influir en el umbral de dolor de los ataques de migraña. (16)

Sodio: Se ha visto que padecer hiponatremia puede afectar la vascularización cerebral provocando migraña, así que mantener la homeostasis de sodio a través de la ingesta tiene un efecto beneficioso. Sin embargo hay que ser prudente dado que el sodio excesivo en la dieta facilita trastornos cardiovasculares. (17)

Cobre y zinc: El cobre y zinc se han relacionado tradicionalmente con el antioxidante endógeno superóxido dismutasa (SOD) y con la protección neuronal. (18)

Magnesio: el magnesio está íntimamente relacionado con el metabolismo mitocondrial y una disfunción mitocondrial se ha asociado también con la migraña. (19)

Plantas medicinales: diferentes plantas medicinales como la Manzanilla (Matricaria recutita), la amapola (Papaver rhoeas), el pensamiento silvestre (Viola tricolo) y la salvia morada (Lippia alba) han sido utilizadas de forma clásica para el tratamiento de la migraña. Esto puede tener validez ya que la amapola tiene acciones sedantes y para el dolor, y la manzanilla actúa como antiinflamatorio. (20)

4. Conclusiones

- La migraña es una cefalea primaria que se caracteriza por sufrir episodios recurrentes de dolor, de duración e intensidad variables, junto con síntomas gastrointestinales, fonofobia y fotofobia principalmente. Tiene una alta prevalencia en nuestro país y a nivel mundial, y ocurre con mayor frecuencia en mujeres.
- El climaterio es una etapa de la vida de las mujeres que abarca la premenopausia, la menopausia y la postmenopausia. Esta etapa conlleva una serie de cambios a nivel psicológico y fisiológico como consecuencia de una disminución en los niveles de estrógenos y progesterona. Durante esta etapa se suele producir una serie de síntomas como son los sofocos, cambios de humor, taquicardia, insomnio y fatiga, entre otros.
- La adopción de una serie de hábitos de vida y de una dieta de un perfil determinado puede tener un efecto muy beneficioso para controlar algunos de los problemas que pueden presentarse en el climaterio. Se debe tener un control del IMC. Las proteínas, los lípidos y los hidratos de carbono deben consumirse en una proporción del 12%, 33% y 55%, respectivamente. La dieta debe aportar cantidades suficientes de calcio y fibra, sin abusar del consumo de sal. También resulta muy recomendable la exposición solar y el ejercicio físico.
- Los alimentos también juegan un papel importante en la aparición y en la evolución de los ataques de migraña. Se deben evitar las bebidas alcohólicas, las carnes procesadas y algunos tipos de queso, entre otros. Conviene tener niveles suficientes de vitaminas del grupo B y de vitamina D, así como de cobre, zinc y magnesio. El consumo de ciertas plantas medicinales como la manzanilla o la amapola también podría resultar beneficioso.
- En el caso de establecer recomendaciones nutricionales en una mujer menopáusica que padezca ataques de migraña, habrá que hacer hincapié en los siguientes factores:
  1. Controlar el peso.

2. Consumir una dieta equilibrada (con la proporción: proteínas 12%, lípidos 33% e hidratos de carbono 55%). Asegurar un aporte suficiente de calcio y fibra.
3. Evitar alimentos ricos en tiramina, aspartamo, nitratos y glutamato. Controlar el consumo de sal, colesterol y cafeína y evitar el alcohol.
4. Realizar un aporte suficiente de calcio, vitaminas del grupo B, vitamina D, folatos, cobre, zinc y magnesio. La suplementación en caso de observar déficits podría ser recomendable, siempre bajo prescripción médica.
5. El consumo de ciertas plantas medicinales (manzanilla, amapola o la salvia morada) podría ser beneficioso, consultando previamente con el nutricionista, médico y/o farmacéutico.
6. El ejercicio moderado de forma regular y la exposición solar resultan muy beneficiosos.

5. Bibliografía

1. Matías-Guiu J, Porta-Etessam J, Mateos V, Díaz-Insa S, Lopez-Gil A, Fernández C; Scientific Committee of the PALM Program. One-year prevalence of migraine in Spain: A nationwide population-based survey. Cephalalgia 2011; 31(4):463-70.
2. GBD 2016 Headache Collaborators. Global, regional, and national burden of migraine and tension-type headache, 1990–2016: a systematic analysis for the Global Burden of Disease Study 2016. Lancet Neurol 2018; 17: 954–76.
3. https://www.sen.es/saladeprensa/pdf/Link276.pdf
4. Reuter U. GBD 2016: still no improvement in the burden of migraine.Lancet Neurol 2018; 17: 929–30.
5. https://www.abc.es/salud/enfermedades/abci-migranas-mas-frecuentes-llega-menopausia-201601230305_noticia.html
6. Smitherman TA. Clinician's Manual on migraine. Switzerland: Adis ; 2016.
7. Headache Classification Committee of the International Headache Society (IHS). The International Classification of Headache Disorders, 3rd edition. Cephalalgia 2018; 38(1): 1–211
8. Kowalska M, Prendecki M, Kozubski W, Lianeri M, Dorszewska J. Molecular factors in migraine. Oncotarget. 2016 Aug 2; 7(31):50708–18
9. https://www.fesemi.org/informacion-pacientes/conozca-mejor-su-enfermedad/menopausia-y-climaterio
10. Temario de la asignatura.
11. Sun-Edelstein C, Mauskop A. Foods and Supplements in the Management of Migraine Headaches. Clin J Pain. 2009 Jun; 25(5):446–52
12. Bic Z, Blix GG, Hopp HP, Leslie FM, Schell MJ. The influence of a low-fat diet on incidence and severity of migraine headaches. J Womens Health Gend Based Med. 1999 Jun; 8(5):623–30
13. Maalouf M, Rho JM, Mattson MP. The neuroprotective properties of calorie restriction, the ketogenic diet, and ketone bodies. Brain Res Rev. 2009 Mar; 59(2):293– 315

14. Kesby JP, Eyles DW, Burne THJ, McGrath JJ. The effects of vitamin D on brain development and adult brain function. Mol Cell Endocrinol. 2011 Dec 5; 347(1– 2):121–7
15. Shaik MM, Gan SH. Vitamin supplementation as possible prophylactic treatment against migraine with aura and menstrual migraine. Biomed Res Int . 2015; 2015:469529
16. Kowa H, Yasui K, Takeshima T, Urakami K, Sakai F, Nakashima K. The homozygous C677T mutation in the methylenetetrahydrofolate reductase gene is a genetic risk factor for migraine. Am J Med Genet. 2000 Dec 4; 96(6):762–4
17. Blitshteyn S. Dietary Sodium Intake and Migraine: Is Salt the Answer? Headache. 2016 Jul; 56(7):1210–1
18. Palmirotta R, Barbanti P, De Marchis ML, Egeo G, Aurilia C, Fofi L, et al. Is SOD2 Ala16Val polymorphism associated with migraine with aura phenotype? Antioxid Redox Signal . 2015 Jan 20; 22(3):275–9
19. Lodi R, Iotti S, Cortelli P, Pierangeli G, Cevoli S, Clementi V, et al. Deficient energy metabolism is associated with low free magnesium in the brains of patients with migraine and cluster headache. Brain Res Bull. 2001 Mar 1; 54(4):437–41
20. Cañigueral S. Plantas medicinales [Internet]. Valencia: Vanaclocha B; 2016. [Actualitzado el 2016; citado el 17 de mayo de 2017]. Disponible a: http://www.fitoterapia.net/vademecum/plan tas/index.html?planta=114

CAPÍTULO 2

Selenio: propiedades biológicas, patologías relacionadas y epidemiología en España

1. Objetivos

El objetivo primario de este trabajo es conocer las funciones biológicas en las que está implicado el selenio en el cuerpo humano.

Como objetivos secundarios describiremos las enfermedades que se pueden desarrollar en relación con este oligoelemento. También conoceremos cuáles son sus niveles de referencia en el cuerpo humano y qué marcadores analíticos se utilizan para conocer su concentración. Por último, expondremos la situación epidemiológica en España en relación con el déficit de selenio.

2. Introducción

El Selenio es un elemento que fue descubierto en el siglo XIX. Tradicionalmente fue considerado un elemento altamente tóxico, aunque a mediados del siglo XX se le fueron atribuyendo funciones básicas para la salud.(1)

Desde el punto de vista biológico, el selenio juega un papel fundamental en el metabolismo humano. Cumple funciones enzimáticas, presenta un papel antioxidante, participa en la respuesta inmunitaria y contribuye al correcto funcionamiento de la glándula tiroides, entre otras funciones.(2)

Sin embargo, tanto el déficit como el exceso de selenio en el organismo tienen repercusión para la salud. Su ingesta excesiva provoca una patología llamada selenosis, desencadenada por concentraciones elevadas de este elemento. Por otra parte, su déficit ocasiona el desarrollo de enfermedades características, como son la enfermedad de Keshan o el síndrome de Kashin-Beck.(3)

A continuación vamos a exponer las propiedades bioquímicas del selenio y el papel que cumple biológicamente en el ser humano. Además, conoceremos los niveles óptimos que se deben encontrar en el organismo y la prevalencia del déficit de este elemento en nuestro país.

3. Discusión

a) Características del selenio y funciones biológicas

El selenio (Se) es uno de los 90 elementos estables del planeta Tierra. Pertenece a la familia de los no metales y su número atómico es 34. Es insoluble en agua y alcohol, y por debajo de su punto de fusión es un material semiconductor.

Fue descubierto en el año 1817 por Berzelius, un químico sueco. Sin embargo, no fue hasta el año 1973 cuando se le comenzaron a atribuir propiedades biológicas. .Es un elemento esencial para animales, humanos y determinadas plantas.(4)

Para el ser humano es considerado un oligoelemento ultratraza. En el cuerpo humano forma parte de las selenoproteínas, a través de las cuales ejerce la mayor parte de sus funciones biológicas. Estas proteínas están constituidas por selenocisteína, un aminoácido análogo de cisteína, que contiene selenio en su cadena lateral.

Entre las funciones biológicas del selenio se encuentran las siguientes:

- Forma parte de la enzima glutatión-peroxidasa, con función antioxidante.
- Contribuye al correcto funcionamiento de la enzima ioditironina 5'deiodinasa, que participa en el metabolismo del yodo y contribuye al correcto funcionamiento de la glándula tiroides.
- Participa en la síntesis de ubiquinona, esencial para la respiración celular y la síntesis de ATP.
- Es necesario para el crecimiento de los fibroblastos.
- Contribuye a la síntesis correcta del ADN.
- Tiene importancia a nivel de la fertilidad y la reproducción.
- Participa en el buen funcionamiento del sistema inmune, estimulando la producción de linfocitos T y de las células NK.

- Contribuye a la regulación de algunos neurotransmisores cerebrales, estando implicado en la prevención de ciertas enfermedades mentales, como la epilepsia, la depresión o el Alzheimer.(5)

b) **Patologías relacionadas con el selenio**

El déficit de selenio ocasiona el desarrollo de distintas enfermedades, por lo que es de gran importancia para el ser humano.

La enfermedad de Keshan es una patología que afecta al corazón, pudiendo ocasionar una necrosis miocárdica múltiple. El nombre de esta enfermedad se debe a que durante muchos años, en la región china de Keshan se produjeron muertes en mujeres jóvenes y niños adolescentes por fallo cardiaco. Tras realizar distintos análisis se notificó el déficit de selenio en orina, pelo y sangre de los habitantes de esta región. Se procedió a suplementar a los habitantes de esta zona con selenio y trascurrido cierto tiempo esta enfermedad fue erradicada casi por completo. (6)

En el ser humano también se ha descrito la enfermedad de Kashin-Beck en relación con un déficit de selenio en el organismo. Esta enfermedad fue descrita por primera vez en 1848 en Rusia, aunque a día de hoy es endémica de ciertas zonas de China, donde el déficit de selenio también es un problema endémico. Esta enfermedad afecta de 1 a 3 millones de personas, teniendo su máxima incidencia en niños de 6 a 15 años. Las personas afectadas presentan de forma característica una baja estatura, debido a necrosis producidas en las células del cartílago y de crecimiento de hueso tubular. También pueden presentar acortamiento de dedos y extremidades y enanismo, en los casos más graves. (7)

Además de lo descrito, el exceso de selenio también resulta perjudicial para el organismo. La intoxicación con selenio ocasiona una enfermedad llamada selenosis. Los principales síntomas son fatiga, caída de pelo y uñas, lesiones dentales, cutáneas y afectación del sistema nervioso central. También es característica la eliminación de dimetilselenuro en el aliento, provocando un aliento con olor similar a ajos. (8)

c) Niveles de referencia y marcadores biológicos

En los últimos años algunos estudios han reflejado que las necesidades de selenio son mayores a los valores indicados por organismos de referencia. Se ha puntualizado la necesidad de realizar investigaciones que no solo muestren la cantidad necesaria que se debe ingerir para prevenir su déficit, sino las cantidades que son precisas para obtener un mejor estado de salud en relación con una optimización de la función biológica de las selenioproteínas. (9)

Encontramos pocos estudios realizados sobre los niveles de selenio en sangre, pero los trabajos disponibles indican que la población sana presenta valores deficitarios.

Para conocer la concentración de selenio presente en un organismo, la prueba realizada normalmente es la medición de los niveles de este elemento en sangre, plasma o suero.(10)

Los valores de Se en sangre suelen variar entre 55-185 mcg/L. Los niveles mínimos requeridos deben de ser mayores de 25 mcg para prevenir la enfermedad de Keshan. (11)

En relación con la ingesta, actualmente se considera que una ingesta de selenio inferior a 30 mcg/día son altamente peligrosos para la salud, y una ingesta superior a 900 mcg/día resultaría perjudicial.

d) Situación epidemiológica en España

El selenio es un elemento esencial para el ser humano y para los animales, mientras que las plantas lo obtienen a través del suelo. Es por esto por lo que el déficit de selenio en una población está íntimamente ligado con su riqueza en los suelos. Los alimentos que pueden aportar una mayor cantidad de selenio a la dieta son los cereales, en particular el trigo.

Como se ha mencionado anteriormente, los niveles de referencia de selenio aconsejables en el ser humano son controvertidos, y están siendo cuestionados los últimos años.

Estudios realizados en España por Rayman muestran una concentración media de Se sanguíneo de 60 mcg/L. (1) También encontramos estudios realizados por Combs, que estimó valores medios en torno a 72 mcg/L. (12) Este último clasificó distintos países del mundo en tres grupos, dependiendo del porcentaje de población autóctona con niveles deficitarios de selenio. Se tomó como valor de referencia 70 mcg/L, por debajo del cual se consideraría el nivel como una deficiencia subclínica. España fue englobada dentro del tercer grupo, en el que un porcentaje de población mayor del 50% presenta niveles subóptimos de selenio en sangre.

Respecto a los grupos poblacionales cabe destacar el estudio realizado por Fernández-Bñares y cols. (13) Su trabajo revela que en adultos jóvenes españoles se encontraban niveles de Se en plasma en torno a 88,9 mcg/L, mientras que la media encontrada en población mayor de 60 años era en torno a 44,7 mcg/L. El aumento de edad provoca una disminución de este elemento en sangre, por lo que la población geriátrica presenta una mayor predisposición a presentar este déficit.

Son distintas las estrategias por las que se puede optar para incrementar la ingesta de selenio en las distintas poblaciones:

Una de las opciones es promover el consumo de alimentos ricos en selenio, como son las carnes y pescados, la nuez del Brasil o los cereales.

Otra estrategia eficaz es la promoción de programas de educación alimentaria.

La adición de selenio al agua potable, los procesos de fortificación con selenio en la elaboración y fabricación de alimentos y la biofortificación también son alternativas válidas.

En último lugar se dispone de preparados farmacológicos para suplementar el aporte de selenio en personas con déficit de este elemento, ya sea vía oral o vía intravenosa. (9)

4. Conclusiones

- El selenio es un oligoelemento de gran importancia para el ser humano. Tiene numerosas funciones biológicas, entre las que se encuentra la regulación del sistema inmunitario, la prevención de enfermedades neurológicas o el correcto desarrollo del cartílago y los huesos.
- Tanto el déficit como el exceso de este elemento tiene consecuencias negativas para la salud, ocasionando patologías a nivel cardiaco, de crecimiento o a nivel dermatológico.
- Los valores encontrados en sangre en el ser humano oscilan entre 55-185 mcg/L. Las directrices generales emitidas por organismos de referencia recomiendan una ingesta diaria entre 50-800 mcg/día.
- En España se encuentra que la media de la población presenta niveles subóptimos de este elemento, por lo que se deben tomar medidas para promover y reforzar su ingesta.

5. Bibliografía

1. Rayman M. The importance of selenium to human health. Lancet. 2000;356:233–41.

2. Sager M. Selenium in agriculture, food and nutrition. Pure Appl Chem. 2006;78:111–33.

3. Casals G, Torra M, Deulofeu R, Ballesta A. Importancia del selenio en la práctica clínica. Quim clin. 2005;24(141–8).

4. Rotruck J, Pope A, Ganther H, Swanson A, Hafeman D. Selenium: biochemical role as a component of glutatione peroxidase. Science (80-). 1973;179(588–90).

5. Beckett G, Russell A. Effect of selenium deficiency on hepatic type I 5-iodothironine deiodinase activity and hepatic thiroid hormone levels in the rat. Biochem J. 1992;282:483-6.

6. Sciences. KDRG of the CA of M. Observations on effect of sodium selenite in prevention of Keshan disease. Chin Med J. 1979;92:471-82.

7. Yang G GK. The epidemiology of selenium deficiency in the etiological study of endemic diseases in China. Am J Clin Nutr. 57:2.595-635.

8. Nelson D, Cox M. Lehninger. Principios de bioquímica. 2014.

9. López-Bellido Garrido FJ, López Bellido L. Selenio y salud; valores de referencia y situación actual de la población Española. Nutr Hosp. 2013;28(5):1396–406.

10. Kabata-Pendias A, Mukherjee A. Trace elements from soil to human. Springer. 2007;

11. Sánchez C, López-Jurado M, Aranda P, Llopis J. Plasma levels of copper, manganese and selenium in an adult population in southern Spain: Influence of age, obesity and lifestyle factors. Sci Total Env. 2010;408:1014–20.

12. Combs G. Selenium in global food system. Brit J Nutr. 2001;517–47.

13. Fernández-Bañares F, Cabré E, Esteve M. Serum selenium and risk of large size colorectal adenomas in a geographical area with a low selenium status. Am J Gastroenterol. 2002;97:2103–8.

CAPÍTULO 3

Elaboración de un plato tradicional desde el punto de vista de la tecnología culinaria. Descripción científica de los procesos de cocinado y análisis nutricional.

En el siguiente capítulo se detalla la elaboración de un guiso, conocido comúnmente como "El guiso de Las Marujas", receta familiar clásica y sencilla.

En la zona de Cartagena, en la época de la posguerra, había pobreza y escasez de alimentos. Las legumbres y las verduras son alimentos de bajo coste, muy asequibles para todo tipo de población.

El uso del bacon es una modificación actual, que aporta mucho sabor y es fácil de conservar en la nevera en los paquetes que ya vienen preparados. La carne que se utilizaba para el plato original solía ser pollo o panceta, aunque se podía añadir cualquier tipo de carne que hubiera disponible en el momento.

En la zona de la que es típica esta receta había muchas mujeres que se llamaban María, y todas ellas se dedicaban a labores del hogar y a la cocina, es por esto por lo que se acabó llamando coloquialmente a este plato "Guiso de Las Marujas".

A continuación se detalla la elaboración de esta receta en términos científicos, desde el punto de vista de la Tecnología Culinaria.

Guiso de "Las Marujas"

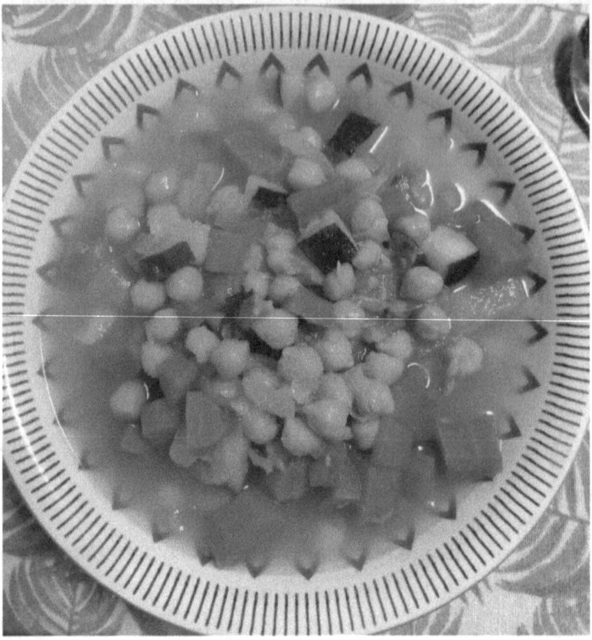

INGREDIENTES (para 2 personas):

ALIMENTO	Gramos	Kcal/100g	kcal
Garbanzo en conserva	570	90	513
Zanahoria	90	54	48,6
Calabacín	125	17	21,25
Cebolla	75	40	30
Bacon	150	541	811,5
Caldo de verduras	600	22	132
Aceite	30	884	265,2
Total	1740	1648	1821,55

Procedimiento de elaboración:

1. En primer cortamos todas las verduras implicadas en la preparación: medio calabacín, dos zanahorias y media cebolla. Estas verduras se trocearán en cuadraditos.

   Las reacciones químicas ocurren con mayor rapidez cuanto mayor es la superficie de contacto entre los reactivos implicados. Trocear las verduras aumenta la superficie de éstas e incrementa la velocidad a la que se van a producir los cambios químicos que ocurren en el cocinado. Por otra parte, estamos facilitando el mezclado posterior al reducir el tamaño de los alimentos.

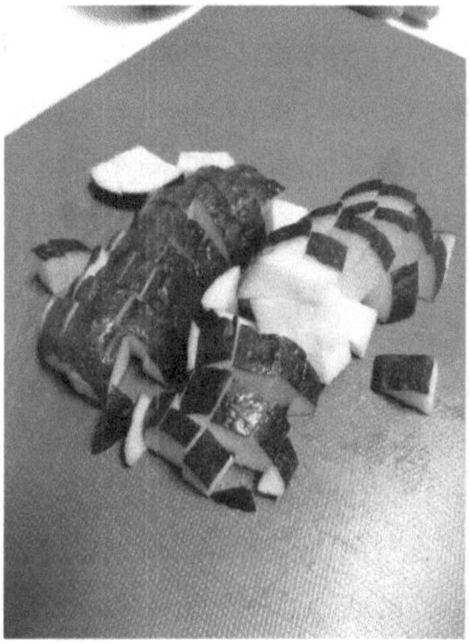
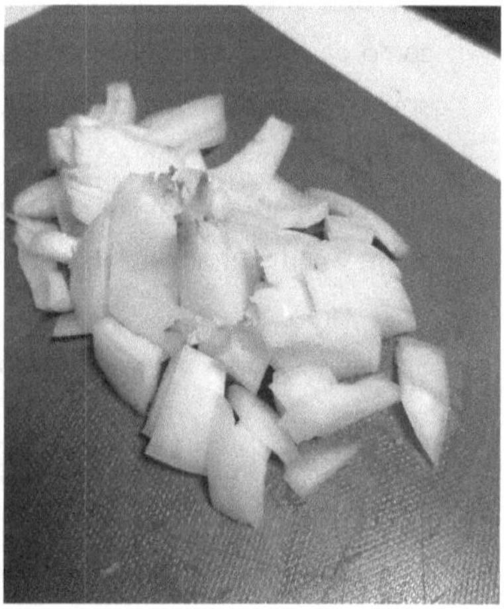

2. A continuación cogemos una olla y añadimos un chorrito de aceite de oliva. Cuando esté caliente, añadimos el bacon y removemos durante 3 minutos hasta que esté dorado.

   Los aceites y las grasas son un medio muy práctico para cocinar. Éstos se pueden calentar a mayor temperatura que el punto de ebullición del agua. Estas temperaturas proporcionan un secado y un tostado muy agradable en la superficie de los alimentos.

El utilizar aceite permite que se produzca un intercambio entre el agua que expulsan los alimentos y el propio aceite, lo que aporta nutrientes y sabores propios del aceite al alimento en sí. Por otro lado, el que utilicemos aceite suficiente para recubrir los alimentos permite que se transmita por conducción la temperatura de la olla al alimento, consiguiendo que se cocine mejor.

En el caso del bacon, al cocinarlo a altas temperaturas generamos la formación de una costra de sabor intenso en su superficie. Esto es debido a que la superficie del bacon alcanza una temperatura suficiente como para que se produzcan las reacciones de Maillard (en las que los aminoácidos se unen con hidratos de carbono, se elimina agua y se forma un nuevo compuesto que vuelve a reaccionar generando nuevas moléculas aromáticas). Esto contribuye al cambio de coloración de la carne y a la formación del aroma y del sabor.

Simultáneamente se produce la desnaturalización de la mioglobina y de la miosina y la gelatinización del colágeno, que también contribuyen a la generación de esos aromas y sabores característicos.

Respecto a la jugosidad del bacon, ésta dependerá de la cantidad de grasa que contenga y de la capacidad que tengan las proteínas musculares de retener agua. En este caso la carne estará considerablemente jugosa, al emplear poco tiempo en su cocinado.

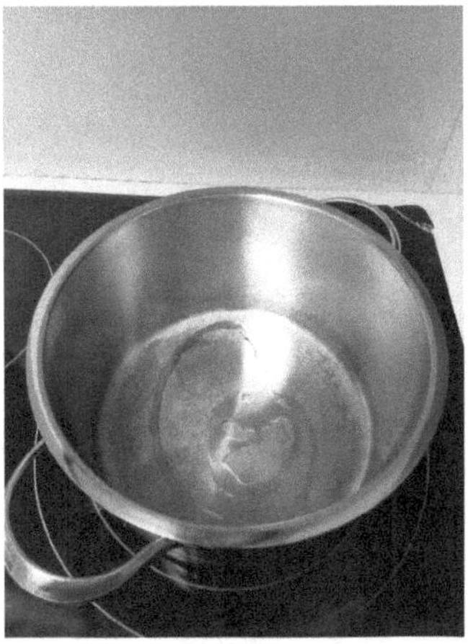

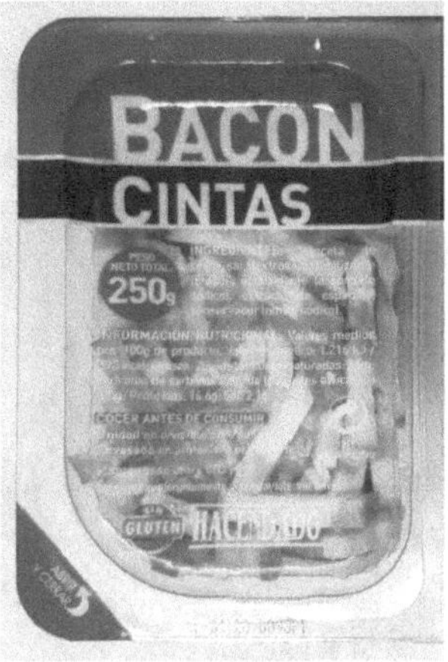

3. Cuando vemos que el bacon está dorado, vamos añadiendo las verduras:
   - En primer lugar tendremos que añadir la cebolla, y removemos durante dos minutos.
   - A continuación la zanahoria y remover otros dos minutos.
   - Por último añadimos el calabacín, y removemos durante dos minutos más.

Esta cocción de los vegetales se realiza con poca cantidad de grasa en comparación con la cantidad de alimento. De esta forma doramos la superficie de los vegetales y mejoramos el sabor y la palatabilidad. Al haber una elevada temperatura, también se impide la salida de sus jugos mediante una coagulación casi inmediata. Aun así también se produce un intercambio entre la grasa del bacon y el aceite y los vegetales.

También es recomendable añadir una pequeña cantidad de sal. Nos servirá para que cuando añadamos el caldo las verduras no se llenen de agua. Esto es debido al fenómeno de ósmosis.

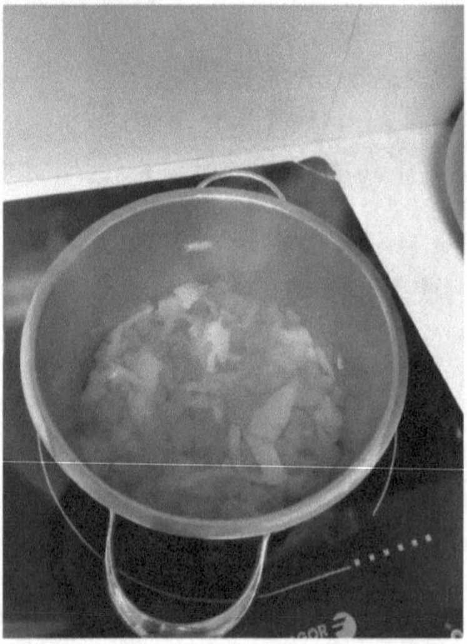

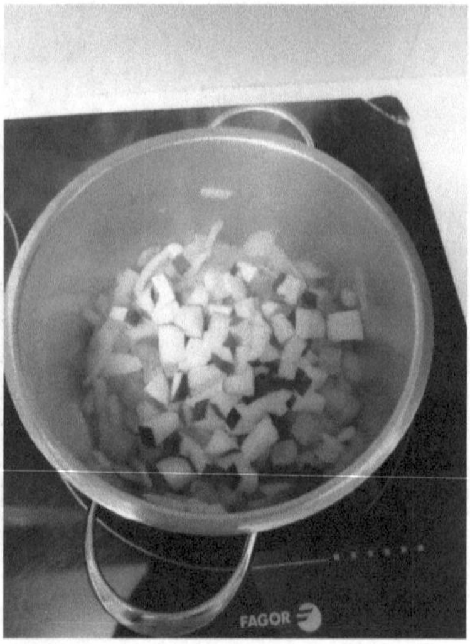

4. Una vez tenemos todos estos ingredientes en la olla, bajamos la intensidad del fuego y tapamos la olla. Durante 5 minutos dejamos que se vayan cocinando al vapor los distintos alimentos y mezclando los jugos.

La clorofila del calabacín experimenta la pérdida de su cola de carbohidratos. Esta fracción es hidrosoluble y pasa al líquido en el que se cocina. Esta pérdida se favorece por la clorofilasa, una enzima que tiene una actividad máxima de 66 a 77ºC. Esta enzima será hidrolizada posteriormente cerca de los 100ºC.

Más adelante observaremos una disminución del color verde del calabacín cuando el átomo de magnesio de la clorofila sea desplazado por un átomo de hidrógeno durante la cocción.

Respecto a las membranas celulares de los vegetales, éstas se hidrolizan y se deshidratan a los 60ºC. Por este motivo los vegetales pasarán de ser firmes y crujientes a estar flácidos y menos duros después de la cocción. La rotura de las paredes celulares de los vegetales también hace que el sabor de éstos sea más intenso. El contenido del interior de las células se libera y se vuelve más volátil y perceptible para el gusto y el olfato.

Además, se produce la generación de nuevas moléculas debido a un aumento general de la reactividad química de las sustancias.

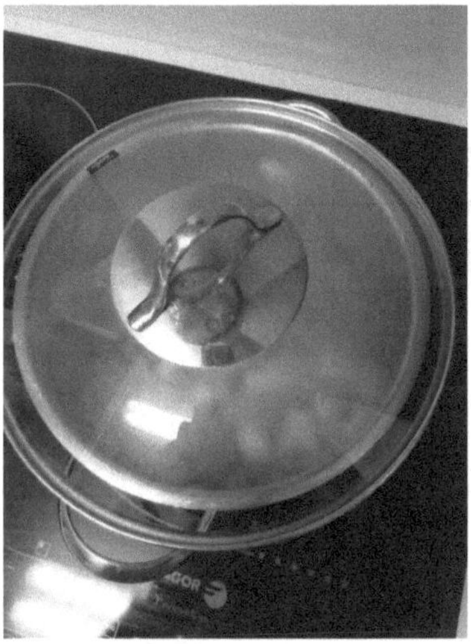

5. A continuación sacamos los garbanzos del frasco y los escurrimos y lavamos con agua del grifo.

Podemos utilizar garbanzos crudos o garbanzos cocinados, como es el caso. El líquido en el que se conservan los garbanzos se llama también "aquafaba" o "acuafaba", y es el agua viscosa en que estas leguminosas han sido cocinadas. Si bien para esta receta lo vamos a desechar, su composición resulta muy práctica para otros tipos de platos. Contiene hidratos de carbono, proteínas y otros sólidos vegetales solubles que han migrado de los garbanzos al agua durante su cocción. Estos componentes tienen propiedades emulsionantes, espumantes, aglutinantes, gelatinizantes y espesantes.

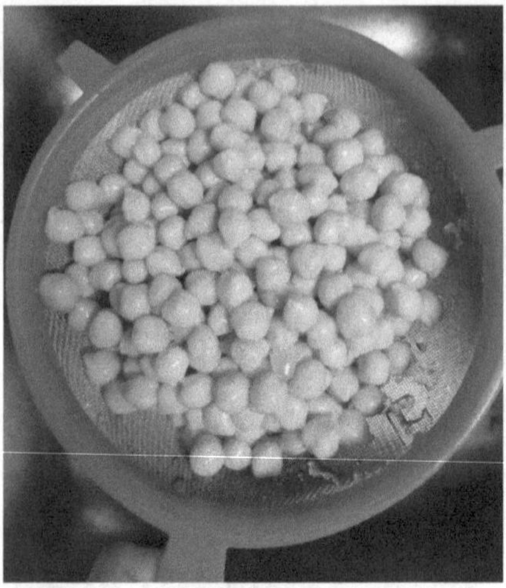

6. Cuando las verduras están pochadas, añadimos los garbanzos a la olla. Salteamos durante un minuto para que cojan textura y se empapen de las sustancias liberadas por el bacon, la cebolla, el calabacín y la zanahoria.

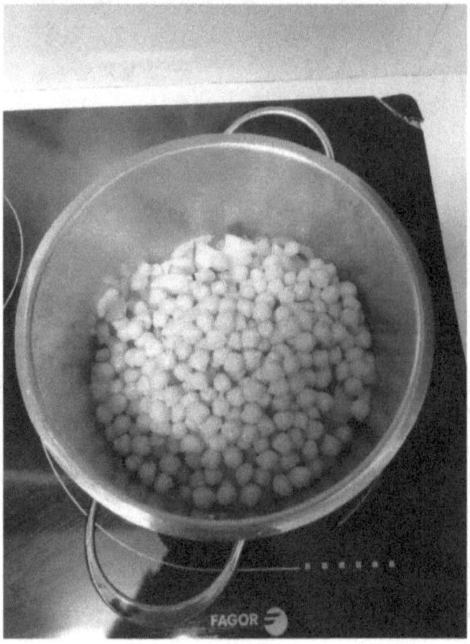

7. A continuación cubrimos todos los ingredientes con caldo y subimos la intensidad del fuego hasta que hierva. El que todos los ingredientes estén cubiertos por caldo favorece su cocinado, ya que la temperatura de la olla se distribuye de forma homogénea por el fenómeno de conducción.

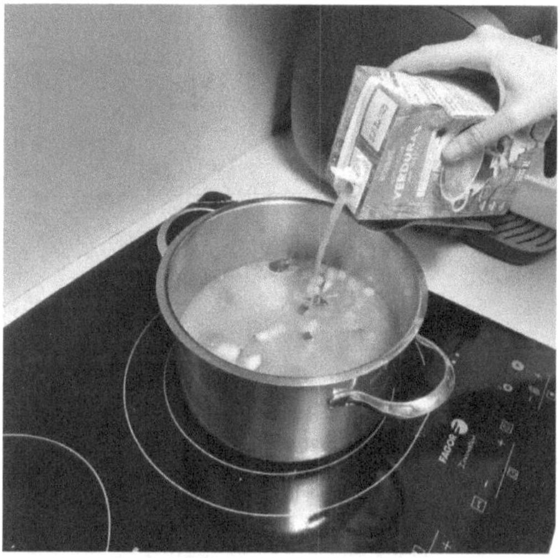

Cuando empiece a hervir, bajamos la intensidad del fuego para evitar la evaporación excesiva del caldo y lo dejamos cocinarse durante 15 minutos, removiendo cada 5 minutos.

Probar el caldo para añadir sal según se prefiera.

El hecho de usar caldo de verduras (o de pollo, según los gustos) en lugar de agua tiene 2 fines:

- Aporta más nutrientes y sabor que el agua en sí. También tiene más calorías, por lo que en el caso de que el comensal esté a dieta puede ser preferible el uso de agua.
- Hace que no se produzca de manera muy drástica el fenómeno de ósmosis. El caldo tiene una alta concentración

de solutos, por lo que los vegetales y la carne no se van a llenar de agua tanto como si utilizáramos agua. En el caso de utilizar agua es conveniente adicionar la sal a los ingredientes antes de añadir el caldo para evitar una hidratación excesiva.

8. Transcurrido este tiempo, servir y disfrutar del plato.

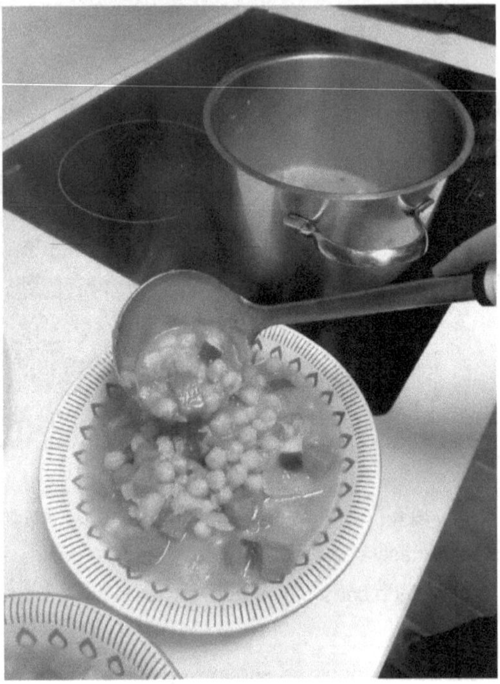

CAPÍTULO 4

Elaboración detallada de un entrante culinario. Análisis nutricional y ficha técnica.

Minihamburguesa vegetariana de filete de seitán con rúcula, cebolla caramelizada y salsa de roquefort.

a) Ingredientes utilizados en la elaboración

	Peso (gramos)	Kcal/100g (Kcal)	Kcal
Pan minihamburguesa	20	273	54,6
Rodaja de seitán	50	117	58,5
Queso roquefort	10	341	34,1
Nata para cocinar	15	163	24,45
Cebolla	30	42	12,6
Rúcula	5	32	1,6
Azúcar	5	400	20
Aceite	10	822	82,2
TOTAL	**145**	**2190**	**288,05**

	Peso (gramos)	Grasas/100g (g)	Grasas (g)	Proteinas/100g (g)	Proteinas (g)	HdeC/100g (g)	HdeC (g)
Pan minihamburguesa	20	4,2	0,84	9	1,8	48	9,6
Rodaja de seitán	50	1,4	0,7	24	12	1,8	0,9
Queso roquefort	10	29	2,9	20	2	0,5	0,05
Nata para cocinar	15	15	2,25	2	0,3	5	0,75
Cebolla	30	0,08	0,024	0,92	0,276	10,11	3,033
Rúcula	5	0,8	0,04	3,3	0,165	1,7	0,085
Azúcar	5	0	0	0	0	100	5
Aceite	10	91,4	9,14	0	0	0	0
TOTAL	**145**	**141,88**	**15,894**	**59,22**	**16,541**	**167,11**	**19,418**

b) Procedimiento de elaboración de la misma

1. Cortar la cebolla en tiras finas y se cocina a fuego lento en una sartén con la tapa puesta. Añadir el aceite y el azúcar, dejando que se poche.
2. Para hacer la salsa, introducir en un recipiente apto para microondas el roquefort junto con la nata, calentar durante un minuto a alta potencia. Una vez transcurrido este tiempo remover y volver a calentar durante un minuto más.
3. Tostar el pan hasta que quede crujiente.
4. Cocinar el filete de seitán a la plancha durante 4 minutos. Salpimentar al gusto.
5. Montar la hamburguesa en el siguiente orden: colocar sobre una de las rebanadas de pan el filete de seitán, verter la salsa sobre el filete,

colocar la cebolla caramelizada sobre la salsa, añadir la rúcula y cerrar la hamburguesa con otra rebanada de pan.

6. Emplatar y servir. Nota: para favorecer la degustación puede resultar útil atravesar la minihamburguesa con un palillo de madera.

c) Imagen/es del proceso de elaboración de la tapa, y de la presentación final

Las imágenes se presentan siguiendo el orden descrito en el procedimiento de elaboración de la tapa:

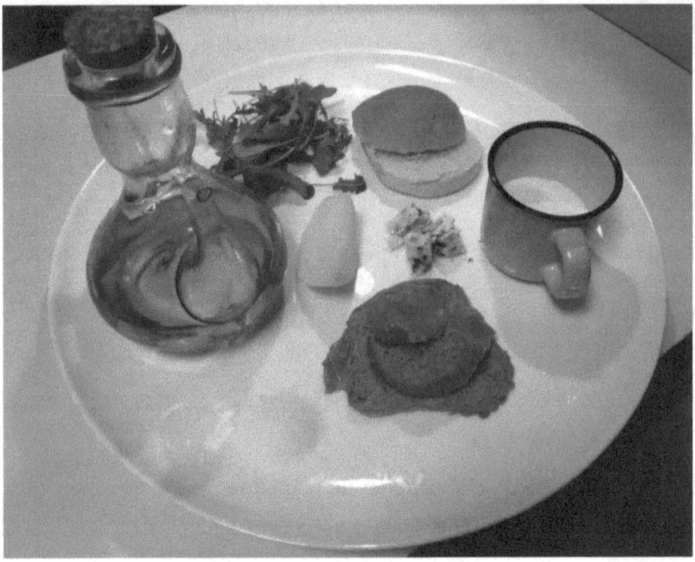

Ingredientes utilizados para la elaboración de la tapa

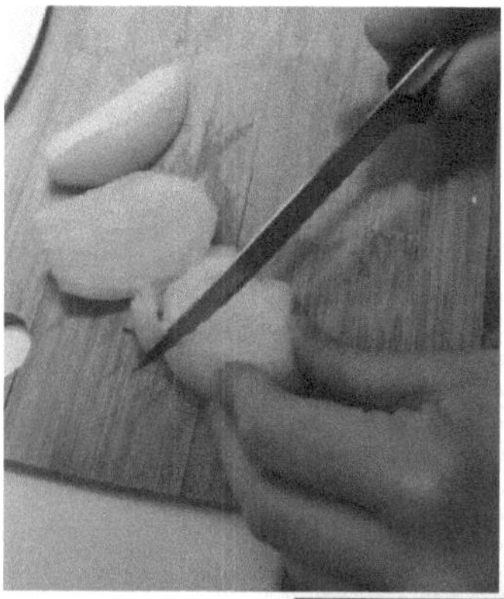
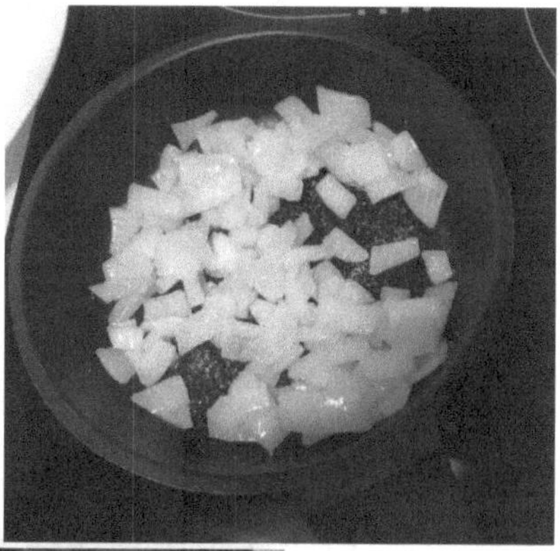
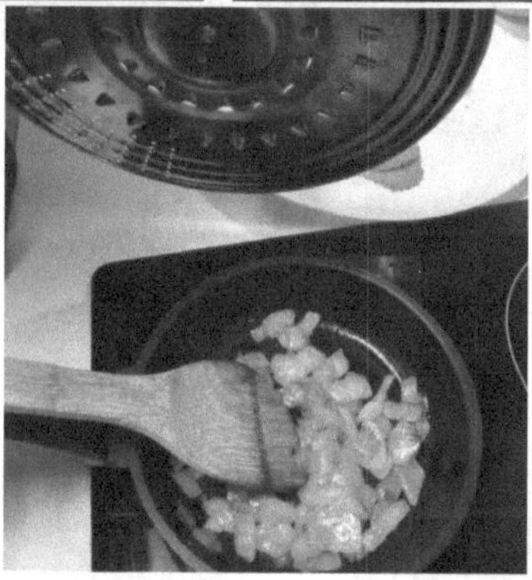
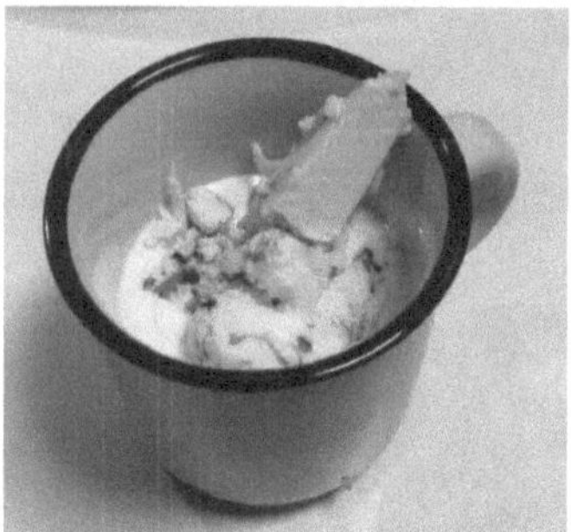
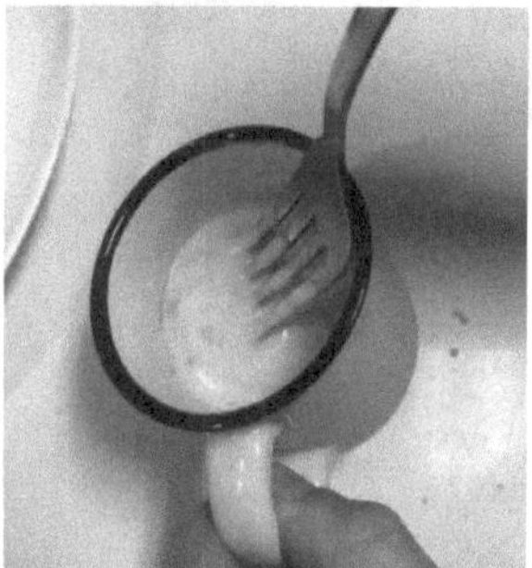

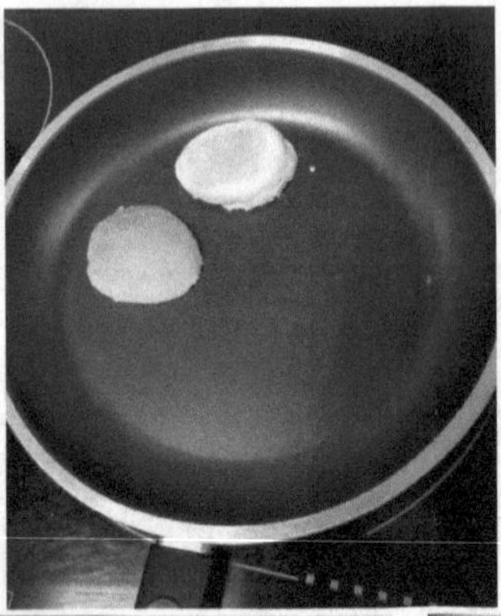
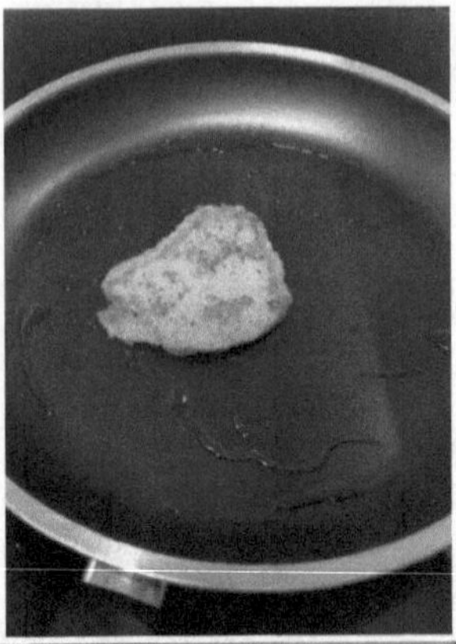
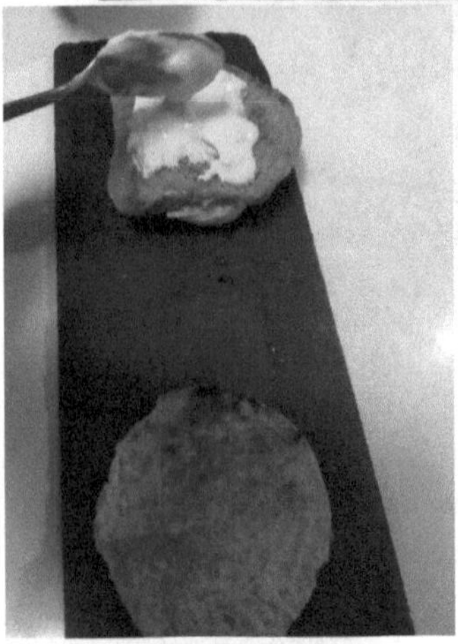
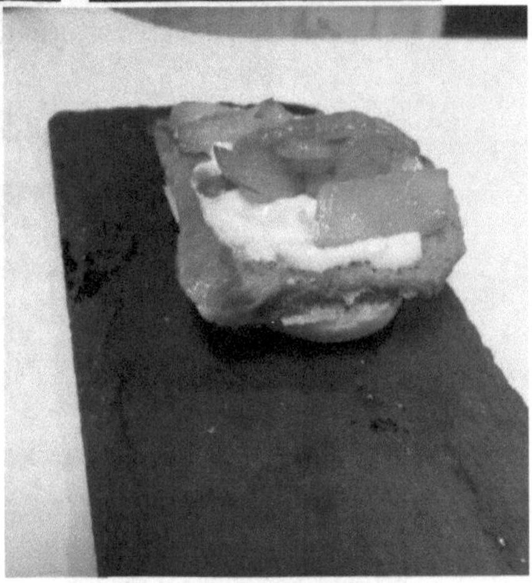
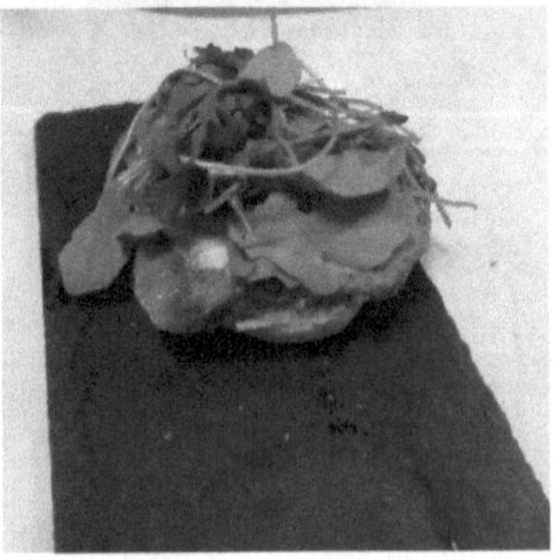
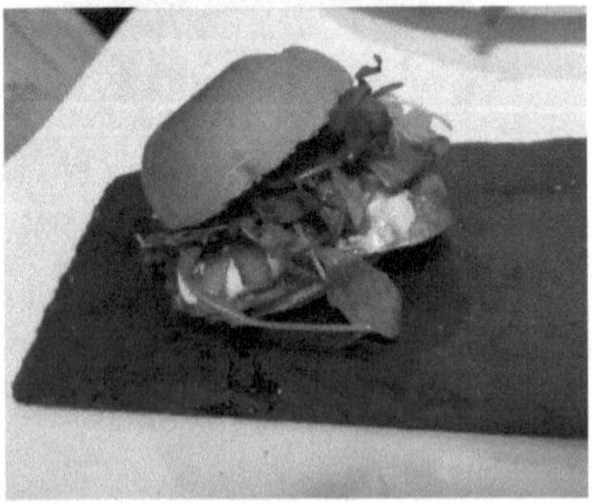

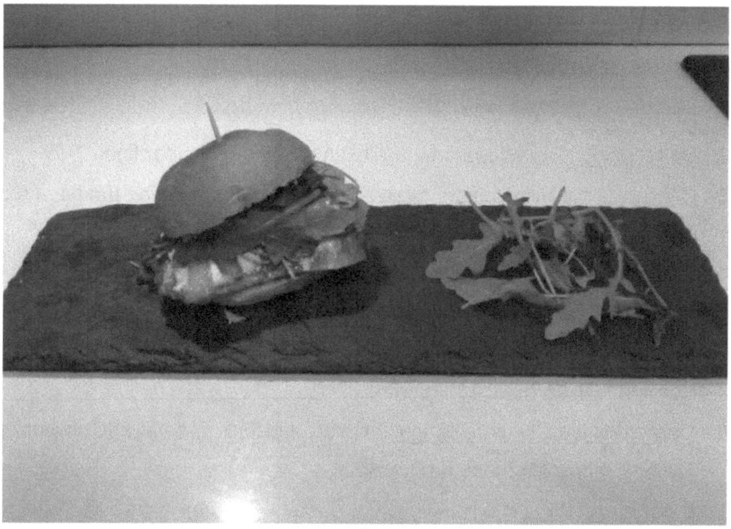

Presentación final de la tapa

d) Coste pormenorizado de la misma

	Peso (gramos)	Coste (€)
Pan minihamburguesa	20	0,15
Rodaja de seitán	50	0,25
Queso roquefort	10	0,2
Nata para cocinar	15	0,1
Cebolla	30	0,05
Rúcula	5	0,02
Azúcar	5	0,03
Aceite	10	0,05
TOTAL	**145**	**0,85**

FICHA TÉCNICA DEL PRODUCTO:

1. Denominación: Minihamburguesa vegetariana de filete de seitán con rúcula, cebolla caramelizada y salsa de roquefort.
2. Descripción: Tapa vegetariana, destinada a consumidor final.
3. Composición: Pan, seitan, queso roquefort, nata, cebolla, rúcula, azúcar, aceite.
4. Composición cuantitativa: Pan (13,79%), seitan (34,48%), queso roquefort (6,89%), nata (10,34%), cebolla (20,69%), rúcula (3,45%), azúcar (3,45%), aceite (6,89%).
5. Cantidad: Peso neto: 145 gramos.
6. Características organolépticas: Color: dorado tipo frito; Consistencia: firme; Sabor y olor característicos.
7. Valor nutricional (100g):

   Energía 288,05 kcal.

   Proteínas: 16,54 g.

   Lípidos: 15,89 g.

   Hidratos de carbono: 19,41g.
8. Características microbiológicas: Ausencia de Clostridium sulfito reductores, S. aureus, L. monocytogenes, Salmonella sp. y coliformes fecales en 100g.
9. Normativa de aplicación: Reglamento (UE) nº1169/2011 art. 35, ap. 3 letra b; RD 474/2014 de 13 de junio.
10. Fecha de consumo preferente: 2 días tras la fecha de elaboración.
11. Condiciones de conservación: en refrigeración, entre 2 y 8 ºC.

CAPÍTULO 5.

Creación de un proyecto de Educación Nutricional. Programa "Envivecimiento" en una residencia de ancianos.

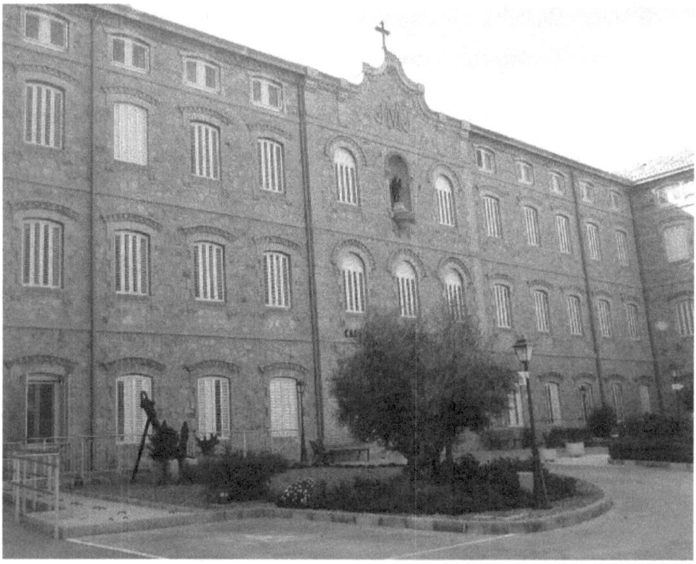

1. Análisis de situación y revisión bibliográfica

El envejecimiento son los cambios estructurales y funcionales que acontecen desde que el individuo nace hasta su muerte. De forma convencional, consideramos el término "vejez" a partir de los 65 años. La vejez implica una serie de cambios que afectan a la vida de los seres humanos a nivel psicológico, físico y social. (1)

Los avances médicos y el desarrollo de la sanidad han provocado un aumento de la esperanza de vida. Esto, junto con que en la sociedad actual cada vez se tienen menos hijos por unidad familiar, hace que se estime que en el año 2050 al menos el 20% de la población tenga más de 60 años. (2)

Dada esta situación, la atención a las personas mayores y sus cuidados suponen un pilar fundamental para el funcionamiento de nuestra sociedad. La mayoría de las políticas actuales incluyen medidas que contribuyen a conseguir mejorar la calidad de vida de los ancianos a través de un envejecimiento saludable. La educación nutricional supone una herramienta fundamental para lograr este envejecimiento saludable, ya que se deben tener conocimientos en aspectos de tipo psicológico, físico y nutricional. (3)

Se estima que en España más del 50% de los ancianos se encuentran en una situación de malnutrición. Esta proporción varía dependiendo de si éstos se encuentran hospitalizados, institucionalizados en residencias, si viven solos o si cuentan con buen soporte familiar. (4)

Dada esta alarmante situación, y apoyándonos legalmente en la Ley Orgánica 2/2006 que recoge que como objetivos "adquirir hábitos relacionados con la higiene, la salud, la alimentación y la seguridad" (5), presentamos el proyecto de Educación Nutricional "ENVIVECIMIENTO" en una residencia de ancianos. Este proyecto se llevará a cabo desde enero hasta julio de 2022.

2. Establecimiento de prioridades

Presentación de la muestra: El proyecto "Envivecimiento" va destinado a los 110 residentes geriátricos de 70 a 95 años de edad de una Residencia de Ancianos.

En primer lugar trataremos de conocer el estado nutricional de los ancianos de esta residencia.

Una vez determinada su situación, analizaremos el nivel de conocimientos de los propios residentes y de los trabajadores de la residencia en materia de nutrición y hábitos saludables. Posteriormente diseñaremos actividades para empoderar tanto los ancianos como los trabajadores de la residencia y que adquieran conocimientos de alimentación, nutrición y hábitos de vida saludables.

Una vez finalizado el proyecto, se analizarán los resultados posteriormente para evaluar el nivel de impacto de nuestras intervenciones.

3. Objetivos

Objetivo general:

- Mejorar la salud de los residentes de un Asilo de Ancianos mediante el fomento de una alimentación sana y de hábitos de vida saludables.

Objetivos específicos:

- Conocer el estado nutricional de los ancianos ingresados en la residencia.
- Impartir una educación nutricional a los ancianos en hábitos de vida saludables y en alimentación.
- Instruir a los cuidadores para poder trabajar en las distintas materias de forma conjunta.
- Realizar actividades y ejercicios físicos que fomenten la participación de los residentes.
- Instaurar hábitos nutricionales saludables en la residencia y que estos se mantengan en el tiempo.

4. Actividades y recursos

a) Conocimiento del estado nutricional de los ancianos:

Material: Escala MNA, Test de Adhesión a la Dieta Mediterránea KIDMED, bolígrafo, papel, báscula con precisión de 0,1 kg, tallímetro, cinta flexible.

Espacio: Sala de enfermería de la residencia.

Descripción: El primer paso es conocer el estado nutricional de los residentes del asilo. Los residentes acudirán a la sala de enfermería del asilo. Allí rellenarán una escala MNA y un test KIDMED utilizando un bolígrafo. En segundo lugar serán pesados con la balanza. Posteriormente serán tallados con la cinta flexible y el tallímetro. Así conoceremos el Índice de masa corporal (IMC), el porcentaje de grasa corporal y la circunferencia de la cintura.

b) Sesiones y charlas formativas a los trabajadores del asilo:

Material: Ordenador portátil y proyector.

Espacio: Salón de actos del asilo.

Descripción: Como nutricionistas impartiremos sesiones sobre hábitos de vida saludables, dieta y alimentación equilibrada a los trabajadores, con el objetivo de aumentar su nivel de conocimientos y que nuestras intervenciones nutricionales perduren en el tiempo.

c) Charlas formativas a los residentes:

Material: Ordenador portátil, proyector, pantalla de televisión.

Espacio: Salón de actos del asilo.

Descripción: Como nutricionistas impartiremos sesiones tratando sobre hábitos de vida saludables, dieta y alimentación equilibrada. A diferencia de las charlas a los trabajadores, estas serán más sencillas y estarán adaptadas al nivel de comprensión de los ancianos.

d) Ejercicio al aire libre:

Material: Columpios para mayores del patio de la residencia, micrófono, altavoz.

Espacio: Patio de la residencia.

Descripción: Fomentar la actividad física de una forma divertida en los ancianos.

e) Actividad "Diseñamos el menú":

Material: alimentos de la residencia.

Espacio: despensa, cocina de la residencia.

Descripción: hacer partícipes a los ancianos de qué menús les apetece comer. Selección por parte de los ancianos alimentos saludables y colaborar en las tareas sencillas de preparación de alimentos.

f) Actividades de baile:

Material: altavoces, reproductor de música.

Espacio: salón de actos de la residencia.

Descripción: Fomentar la actividad física de forma divertida mediante el baile.

5. Ejecución

- Evaluación del estado nutricional de los ancianos: enero de 2022.
- Charlas formativas a los trabajadores del asilo: febrero-marzo de 2022.
- Actividades con los residentes: abril-julio de 2022.
- Análisis de las intervenciones realizadas: noviembre-diciembre de 2022.

6. Evaluación

Una vez finalizado el proyecto, dejaremos transcurrir un periodo de tiempo para evaluar el efecto de nuestras intervenciones en la población de la residencia.

Posteriormente, en el mes de noviembre de 2022 se realizarán las siguientes actividades:

- Examen a los trabajadores del centro sobre conceptos relacionados con hábitos de vida saludables, dieta y alimentación equilibrada.
- Realización de encuestas orales a los ancianos en relación con la nutrición y hábitos de vida saludables. Éstas se realizarán por parte de los nutricionistas en una entrevista nutricional.
- Entrega del Test de Adhesión a la Dieta Mediterránea KIDMED. Respecto a cada anciano, el test será rellenado por el cuidador o trabajador que mejor conozca la situación alimentaria y por el propio anciano, para obtener una visión lo más objetiva posible.

Cuestionario KIDMED

Adherencia a la DIETA MEDITERRÁNEA en la infancia	Puntos
Toma una fruta o un zumo natural todos los días.	+1
Toma una 2ª pieza de fruta todos los días.	+1
Toma verduras frescas (ensaladas) o cocinadas regularmente una vez al día.	+1
Toma verduras frescas o cocinadas de forma regular más de una vez al día.	+1
Consume pescado con regularidad (por lo menos 2-3 veces al a semana).	+1
Acude una vez o mas a la semana a un centro de comida rápida (*fast food*) tipo hamburguesería.	-1
Le gustan las legumbres y las toma más de 1 vez a la semana.	+1
Toma pasta o arroz casi a diario (5 días o más a la semana)	+1
Desayuna un cereal o derivado (pan, etc)	+1
Toma frutos secos con regularidad (al menos 2-3 veces a la semana).	+1
Se utiliza aceite de oliva en casa.	+1
No desayuna	-1
Desayuna un lácteo (yogurt, leche, etc).	+1
Desayuna bollería industrial, galletas o pastelitos.	-1
Toma 2 yogures y/o 40 g queso cada día.	+1
Toma golosinas y/o caramelos varias veces al día	-1

- Cálculo del Índice de masa corporal (IMC), el porcentaje de grasa corporal y la circunferencia de la cintura.

<u>Análisis estadístico de los resultados obtenidos:</u>

Los datos generados se analizarán mediante el programa SPSS v13.

Las determinaciones antropométricas se analizarán mediante estadística descriptiva (desviación estándar y media).

Las valoraciones de los distintos cambios en los patrones alimentarios tras el programa de educación nutricional se analizarán mediante el test de McNemar.

7. Bibliografía

1. Guía de buena práctica clínica en geriatría: Nutrición en el Anciano. Sociedad Española de Geriatría y Gerontología. España, 2013.
2. United Nations. Department of Economic and Social Affairs. World Economic and Social Survey, 2007: Development in an Ageing World [Internet]. Vol. 45, Choice Reviews Online. New York; 2007. Disponible en: https://www.un.org/development/desa/ageing/publications/2008/08/world - economic-and-social-survey-2007-development-in-an-ageing-world/
3. Montejano Lozoya R, Ferrer Diego RM, Clemente Marín G, Martínez-Alzamora N. Study on the nutritional risk of autonomous non-institutionalized adult elder people. Nutr Hosp. 2013;28(5):1438-46.
4. Serrano-Urrea R, Garcia-Meseguer MJ. Malnutrition in an elderly population without cognitive impairment living in nursing homes in Spain: Study of prevalence using the mini nutritional assessment test. Gerontology. 2013;59(6):490-8.
5. Ley Orgánica 2/2006, de 3 de mayo, de Educación.

Kolibri 360 GmbH
Ferdinand-Jühlke-Straße 7
99095 Erfurt, Deutschland
produktsicherheit@kolibri360.de

Druck:
CPI Druckdienstleistungen GmbH
im Auftrag der
Kolibri 360 GmbH
Ferdinand-Jühlke-Str. 7
99095 Erfurt